DOMINAR LA REFLEXOLOGÍA

TÉCNICA DE REFLEXOLOGÍA PASO A PASO PARA ALIVIAR EL ESTRÉS Y LA ANSIEDAD

Por

VEGA TEROO CORDERO

2024

Descargo de responsabilidad: esta guía está destinada únicamente a fines informativos y no debe considerarse como un sustituto del asesoramiento médico profesional. Consulta siempre con un

Tabla de contenido

Introducción

La reflexología, una terapia de salud complementaria con una rica historia, se ha convertido en una opción popular para quienes buscan enfoques naturales para promover la relajación y el bienestar. Este capítulo introductorio profundiza en los conceptos centrales de la reflexología, explorando sus orígenes, la teoría detrás de su práctica y los beneficios potenciales que ofrece.

A menudo se busca la reflexología por su potencial para promover la relajación y la reducción del estrés. Al inducir una relajación profunda, puede contribuir a mejorar la calidad del sueño y una sensación de bienestar general. Además, se cree que la reflexología promueve la circulación, lo que potencialmente podría beneficiar diversas funciones corporales. Algunos defensores también sugieren que puede ayudar a aliviar el dolor, mejorar la digestión y estimular el sistema inmunológico. Sin embargo, es importante reconocer que la evidencia científica de estos beneficios está en curso.

Historia y orígenes de la reflexología

La reflexología, una terapia complementaria que se centra en la aplicación de presión en puntos específicos de los pies, las manos y las orejas, cuenta con una rica historia entrelazada con varias culturas antiguas. Si bien su origen preciso sigue siendo discutible, el concepto de manipular áreas específicas del cuerpo para influir en la salud se remonta a milenios.

Ecos del pasado: evidencia temprana de reflexología

La evidencia más antigua de prácticas parecidas a la reflexología proviene del antiguo Egipto. Una representación en la tumba de Ankmahor (alrededor de 2330 a. C.) muestra figuras aplicando presión en los pies, lo que sugiere un vínculo potencial entre la manipulación de los pies y la salud. Se han documentado prácticas similares en China, donde se cree que se representaron tablas de reflexología en los pies de estatuas que se remontan al menos al 2330 a.C.

A través de continentes y tradiciones: huellas globales de la reflexología

Las prácticas de reflexología parecen haber surgido de forma independiente en varias culturas. Se cree que la civilización Inca en América del Sur utilizó una forma de reflexología podal durante siglos. Según se informa, las tribus nativas americanas de América del Norte también practicaban técnicas de masaje de pies con intención terapéutica.

El renacimiento moderno: figuras pioneras y el desarrollo de la reflexología

La comprensión moderna de la reflexología se atribuye en gran medida al trabajo del Dr. William H. Fitzgerald, un otorrinolaringólogo estadounidense (especialista en oídos, nariz y garganta) que, a principios del siglo XX, desarrolló la "terapia zonal". La teoría de Fitzgerald proponía que el cuerpo está dividido en diez zonas longitudinales y que aplicar presión en puntos específicos dentro de estas zonas podría aliviar el dolor en las áreas correspondientes.

Eunice Ingham, fisioterapeuta británica, es otra figura fundamental en la configuración de la reflexología moderna. Inspirándose en la terapia zonal, Ingham pasó décadas perfeccionando el mapa de la reflexología, centrándose principalmente en los pies. Trazó meticulosamente los puntos reflejos de los pies correspondientes a diversos órganos y sistemas corporales, sentando las bases de la reflexología que se practica hoy en día.

El panorama en evolución: reflexología en el mundo moderno

Si bien la evidencia científica sobre la eficacia de la reflexología aún está bajo investigación, ha ganado una popularidad significativa como terapia complementaria para la relajación y la reducción del estrés. Las escuelas y programas de formación de reflexología han florecido y la práctica ha sido adoptada por muchos que buscan un enfoque holístico del bienestar.

Capítulo 1

El mundo de la reflexología

La reflexología es una terapia complementaria que se centra en aplicar presión en puntos específicos de los pies, las manos y, en ocasiones, las orejas.

La base de la reflexología radica en el concepto de zonas reflejas. Se cree que son áreas específicas de los pies, las manos y los oídos que corresponden a órganos, glándulas y sistemas corporales de todo el cuerpo. Aplicando suaves presiones y técnicas de masaje en estos puntos reflejos, mi objetivo es estimular las áreas correspondientes y promover el equilibrio y el bienestar del cuerpo.

Uno de los objetivos principales de la reflexología es inducir una relajación profunda. Esto se puede lograr mediante la aplicación concentrada de presión y la creación de un ambiente relajante. Un estado relajado puede influir positivamente en la calidad del sueño, reducir las hormonas del estrés y promover una sensación de bienestar general.

Además de la relajación, se cree que la reflexología ofrece una variedad de beneficios potenciales. Algunas personas informan haber experimentado una mejor circulación, lo que puede contribuir a una mejor entrega de nutrientes y eliminación de desechos en todo el cuerpo. La reflexología también puede ayudar a aliviar el dolor, mejorar la digestión y estimular el sistema inmunológico. Es importante tener en cuenta que la evidencia científica de estos beneficios está en curso y que la reflexología no debe considerarse un sustituto de la atención médica convencional.

La reflexología es una poderosa herramienta para promover la relajación y el bienestar. Es más eficaz cuando se utiliza junto con un estilo de vida saludable y otras terapias complementarias. Si tiene algún problema de salud, siempre es recomendable consultar con un profesional médico autorizado para asegurarse de recibir la atención adecuada.

Ya sea que busque una relajación profunda o un enfoque complementario para el bienestar general, la reflexología ofrece un camino natural y holístico. Te invito a experimentar los beneficios potenciales de la reflexología y descubrir cómo puede contribuir en tu viaje hacia una persona más saludable y equilibrada.

Capitulo 2

Los principios rectores de la reflexología

El cuerpo como sistema completo: la interconexión es clave

Una de las piedras angulares de la reflexología es el concepto del cuerpo como un sistema unificado. No tratamos los pies de forma aislada; los vemos como un microcosmos que refleja todo el cuerpo. Esta interconexión nos permite acceder e influir en diversos órganos, glándulas y funciones corporales a través de puntos reflejos específicos en los pies, las manos o los oídos.

A partir de esta interconexión se construye el concepto de Terapia Zonal, desarrollado por el Dr. William Fitzgerald. El cuerpo está dividido en diez zonas longitudinales, cada una de las cuales se cree que corresponde a órganos y sistemas específicos. Al aplicar presión en los puntos reflejos dentro de estas zonas de los pies, pretendemos estimular y potencialmente influir en las áreas correspondientes del cuerpo.

El mapa de reflexología muestra estos puntos específicos en los pies, las manos o las orejas que se cree que corresponden a varios órganos y sistemas corporales. A través de años de experiencia y observación, los reflexólogos han trazado meticulosamente estos puntos, proporcionando una hoja de ruta para aplicar presión y potencialmente promover el equilibrio dentro del cuerpo.

El objetivo final de la reflexología es apoyar el estado natural de homeostasis del cuerpo, un estado de equilibrio y equilibrio. Al abordar los desequilibrios y promover la relajación mediante la estimulación de los puntos reflejos, es posible que estemos contribuyendo a la capacidad inherente del cuerpo para curarse a sí mismo. El estrés es un importante contribuyente a diversos problemas de salud. La reflexología, al promover la relajación profunda, puede ser una herramienta valiosa en el manejo del estrés. Cuando el cuerpo está relajado, tiene una mayor capacidad para sanar y funcionar de manera óptima.

Capítulo 3

Los beneficios potenciales de la reflexología

Promover la relajación y la reducción del estrés

El estrés es un problema frecuente en el mundo actual y su impacto negativo en la salud está bien documentado. La reflexología, a través de técnicas de presión enfocadas y un ambiente calmante, puede inducir una respuesta de relajación profunda. Esto, a su vez, puede ayudar a reducir la presión arterial, disminuir la frecuencia cardíaca y aliviar la tensión muscular, fomentando una sensación de bienestar general.

Mejorar la calidad del sueño

Los problemas crónicos del sueño pueden afectar significativamente la vida diaria. La respuesta de relajación provocada por la reflexología puede contribuir a mejorar la calidad del sueño. Al promover sentimientos de calma y reducir las hormonas del estrés, las sesiones de reflexología pueden ayudar a los clientes a conciliar el sueño más fácilmente y a experimentar un sueño más reparador.

Manejo potencial del dolor

Muchas personas afirman haber experimentado alivio del dolor, especialmente de las dolores de cabeza y las migrañas, después de las sesiones de reflexología. La teoría sugiere que estimular puntos reflejos específicos puede ayudar a modular la percepción del dolor y potencialmente reducir el malestar. Es importante señalar que la reflexología no debe considerarse un único tratamiento para el dolor; puede ser un enfoque complementario utilizado junto con otras terapias.

Apoyar la función digestiva

Los problemas digestivos como el estreñimiento, la hinchazón y la indigestión pueden resultar bastante molestos. La reflexología puede ofrecer un alivio potencial al estimular los puntos reflejos que se cree que corresponden a los órganos digestivos. Al promover la relajación y mejorar potencialmente la circulación, las sesiones de reflexología pueden contribuir a una digestión más suave.

Un enfoque holístico del bienestar

La reflexología no es una solución mágica para ninguna condición de salud específica. Sin embargo, puede ser una herramienta valiosa dentro de un enfoque holístico del bienestar. Al promover la relajación, reducir potencialmente el estrés y mejorar la circulación, la reflexología puede crear un ambiente propicio para los procesos curativos naturales del cuerpo.

Consideraciones importantes

Es fundamental recordar que la reflexología es una terapia complementaria y no debe utilizarse como sustituto del diagnóstico o tratamiento médico profesional. Si tiene algún problema de salud, consulte siempre con un profesional de la salud calificado.

Capítulo 4

Reflexología de manos

La reflexología de manos, una rama de la reflexología que se centra en la aplicación de presión en puntos específicos de las manos, ofrece un enfoque conveniente y accesible para promover la relajación y potencialmente influir en el bienestar. Si bien refleja los principios básicos de la reflexología podal, la reflexología de manos proporciona una opción fácilmente disponible para el cuidado personal o el tratamiento profesional.

Un microcosmos en tus manos

Al igual que los pies, se cree que las manos son un mapa que refleja todo el cuerpo. Los defensores de la reflexología sugieren que zonas y puntos específicos de las manos corresponden a órganos, glándulas y sistemas corporales. Al aplicar presión sobre estos puntos reflejos, un reflexólogo tiene como objetivo estimular las áreas correspondientes y potencialmente promover el equilibrio dentro del cuerpo.

Beneficios

Mayor relajación y reducción del estrés: al igual que la reflexología podal, estimular los puntos de presión en las manos puede inducir una respuesta de relajación, lo que potencialmente reduce las hormonas del estrés y promueve sentimientos de calma.

Mejora de la calidad del sueño: la relajación provocada por las sesiones de reflexología manual puede contribuir a dormir mejor. Al reducir el estrés y promover sentimientos de paz, la reflexología de manos puede ayudar a las personas a conciliar el sueño más fácilmente y a experimentar un sueño más reparador.

Manejo potencial del dolor: algunas personas informan alivio de los dolores de cabeza, migrañas y otros puntos de dolor después de las sesiones de reflexología de manos. La teoría sugiere que estimular puntos reflejos específicos en las manos puede ayudar a modular la percepción del dolor, ofreciendo potencialmente cierto nivel de reducción del malestar.

La gran ventaja de la reflexología manual reside en su accesibilidad. A diferencia de la reflexología podal, que a menudo requiere un médico, la reflexología de manos permite el autotratamiento o el tratamiento por parte de un compañero. Con recursos y guías instructivas fácilmente disponibles, las personas pueden aprender técnicas básicas e incorporar la reflexología de manos en sus rutinas de cuidado personal. Es importante recordar que la reflexología de manos, al igual que otras formas de reflexología, es una terapia complementaria. No debe verse como un sustituto del diagnóstico o tratamiento médico profesional. Sin embargo, cuando se utiliza junto con las prácticas tradicionales de atención médica, la reflexología de manos puede ser una herramienta valiosa para promover la relajación, controlar el estrés y potencialmente apoyar los procesos de curación naturales del cuerpo.

Preparación: preparando el escenario para la relajación

1. Cree un ambiente relajante: atenúe las luces, encienda algunas velas relajantes o ponga música relajante. Encuentre una posición cómoda, ya sea sentado o acostado, y asegúrese de que sus manos estén calientes. Puedes frotarlos enérgicamente o remojarlos en agua tibia durante unos minutos.

2. Reúna sus suministros: Todo lo que necesita es una silla cómoda o una superficie reclinable y un poco de loción o aceite sin perfume para mejorar el deslizamiento.

Exploración: familiarizándose con el mapa de reflexología manual

Muchos recursos representan mapas de reflexología manual. Estos gráficos ilustran los puntos reflejos de las manos que corresponden a varios órganos y sistemas corporales. Si bien no todos los mapas son idénticos, algunas ubicaciones de puntos reflejos comunes incluyen:

Base del pulgar: Corresponde a la cabeza y los senos paranasales.

Dedo índice: Representa la columna

Dedo medio: Asociado al intestino delgado.

Dedo anular: Vinculado al intestino grueso.

Dedo meñique: Corresponde al corazón y al sistema circulatorio

Centro palmar: Representa el plexo solar, asociado con la digestión y las emociones.

La técnica: aplicar una presión suave

1. Concéntrese en una mano a la vez: comience con una mano y sosténgala suavemente entre la suya. Utilice el pulgar y los dedos de la mano opuesta para explorar los puntos de presión.

2. Paseos con el pulgar y los dedos: Emplee un movimiento suave de "caminar" con el pulgar o los dedos a través de los puntos reflejos en el mapa de reflexología de la mano. Aplique una presión leve a moderada, centrándose en las áreas que se sientan ligeramente sensibles o congestionadas.

3. Técnicas de compresión: una vez que haya identificado puntos reflejos específicos, explore diferentes técnicas de compresión:

Retenciones estáticas: aplique presión firme en un punto específico durante 5 a 10 segundos.

Compresiones circulares: utilice movimientos circulares suaves en un punto reflejo durante unos segundos.

Paseos por puntos reflejos: pase el pulgar o el dedo siguiendo un patrón específico sobre un punto reflejo para obtener estimulación adicional.

Recuerde: la presión debe ser firme pero cómoda. Evite causar dolor.

4. **Respire profundamente:** Fomente respiraciones lentas y profundas durante toda la sesión para promover la relajación.

5. Repita con la otra mano: una vez que haya completado las técnicas en una mano, cambie suavemente a la otra y repita el proceso.

El arte del autocuidado: adaptar la experiencia

Escuche a su cuerpo: preste atención a cómo responde su cuerpo. Si un punto en particular se siente demasiado sensible, concéntrese en otras áreas.

Sesiones más cortas: para principiantes, se recomiendan sesiones más cortas (de 5 a 10 minutos por mano). Aumente gradualmente la duración a medida que se sienta más cómodo.

Frecuencia: Puedes practicar la reflexología de manos a diario o algunas veces a la semana, según tus necesidades y preferencias.

Consideraciones importantes: cuándo buscar ayuda profesional

Si bien la reflexología de manos es generalmente segura para el cuidado personal, es importante consultar con un reflexólogo o médico calificado antes de intentarla si tiene alguno de los siguientes síntomas:

Lesiones agudas: Evite aplicar presión en áreas con esguinces, fracturas o lesiones recientes.

Infecciones: si tiene una infección activa en las manos, espere a que desaparezca antes de intentar la reflexología de manos.

Ciertas condiciones médicas: si tiene alguna condición de salud subyacente, consulte con un médico antes de practicar la reflexología de manos.

Embarazo: Las mujeres embarazadas, especialmente en el primer trimestre, deben evitar la reflexología de manos debido a los riesgos potenciales de estimular las contracciones uterinas.

Capítulo 5

Reflexología Podal

La reflexología podal, piedra angular de la atención sanitaria complementaria, se centra en aplicar presión en puntos específicos de los pies para promover la relajación, el equilibrio y potencialmente influir en el bienestar de todo el cuerpo. Esta práctica, basada en la creencia de que los pies reflejan todo el cuerpo, ofrece un enfoque único y no invasivo para apoyar la salud general.

La base de la reflexología podal reside en el intrincado "mapa de reflexología". Este mapa muestra zonas específicas y puntos reflejos en los pies que se cree que corresponden a órganos, glándulas y sistemas corporales. Al aplicar presión sobre estos puntos reflejos, un reflexólogo tiene como objetivo estimular las áreas correspondientes y potencialmente promover el equilibrio dentro del cuerpo. Con el tiempo, los reflexólogos han trazado meticulosamente estos puntos, creando una hoja de ruta integral para la práctica de la reflexología podal.

Los beneficios de la reflexología podal

Promoción de la relajación y la reducción del estrés: las técnicas de presión enfocadas y el ambiente calmante de una sesión de reflexología pueden inducir una respuesta de relajación profunda. Esto, a su vez, puede ayudar a reducir la presión arterial, disminuir la frecuencia cardíaca y aliviar la tensión muscular, fomentando una sensación de bienestar general.

Mejora de la calidad del sueño: los problemas crónicos del sueño pueden afectar significativamente la vida diaria. La respuesta de relajación provocada por la reflexología podal puede contribuir a mejorar la calidad del sueño. Al promover sentimientos de calma y reducir las hormonas del estrés, las sesiones de reflexología pueden ayudar a los clientes a conciliar el sueño más fácilmente y a experimentar un sueño más reparador.

Manejo potencial del dolor: algunos clientes informan haber experimentado alivio del dolor, particularmente dolores de cabeza y migrañas, después de las sesiones de reflexología. La teoría sugiere que estimular puntos reflejos específicos en los pies puede ayudar a modular la percepción del dolor, reduciendo potencialmente las molestias. Es importante señalar que la reflexología no debe considerarse un único tratamiento para el dolor; puede ser un enfoque complementario utilizado junto con otras terapias.

Respaldo de la función digestiva: los problemas digestivos como el estreñimiento, la hinchazón y la indigestión pueden ser bastante molestos. La reflexología podal puede ofrecer un alivio potencial al estimular los puntos reflejos que se cree que corresponden a los órganos digestivos. Al promover la relajación y mejorar potencialmente la circulación, las sesiones de reflexología pueden contribuir a una digestión más suave.

Consideraciones importantes

Es fundamental recordar que la reflexología podal es una terapia complementaria y no debe utilizarse como sustituto del diagnóstico o tratamiento médico profesional. Si tiene algún problema de salud, consulte siempre con un profesional de la salud calificado.

Una guía paso a paso para la reflexología podal en casa

Si bien recomiendo buscar un reflexólogo calificado para una experiencia profesional y personalizada, entiendo que algunas personas pueden estar interesadas en explorar un enfoque de autocuidado para la reflexología podal en casa. Aquí hay una guía paso a paso para comenzar:

La preparación es clave: preparar el escenario para la relajación

1. Cree un ambiente relajante: atenúe las luces, encienda algunas velas relajantes y ponga música relajante.

2. Reúna sus suministros: Necesitará una silla o colchoneta cómoda, una toalla o manta y una loción o aceite para masajes de buena calidad.

3. Lávese los pies: Lávese bien los pies con agua tibia y jabón. Esto garantiza una experiencia más higiénica.

4. Calienta tus manos: Frótate las manos enérgicamente para crear algo de calor. Esto hará que los puntos de reflexología sean más receptivos al tacto.

5. Colóquese usted y su cliente (si corresponde): si trabaja con otra persona, pídale que se siente cómodamente en una silla con los pies fácilmente accesibles. Si lo realiza usted mismo, apoye el pie sobre una silla o almohada para acceder fácilmente.

Explorando los puntos reflejos: un toque suave

1. Aplique loción o aceite: use una cantidad generosa de loción o aceite para crear un deslizamiento suave y evitar la fricción.

2. Caminata con los pulgares: Comience con una relajante "caminata con los pulgares" a lo largo de la parte superior e inferior de los pies, aplicando una presión suave con los pulgares. Esto ayuda a calentar los puntos reflejos y prepara los pies para una mayor estimulación.

3. Exploración de puntos reflejos: utilizando el mapa de reflexología como guía, ubique suavemente puntos reflejos específicos en la planta del pie con el pulgar o el índice. Aplique una presión suave y sostenida durante 3 a 5 segundos en cada punto. Puede utilizar un movimiento circular o un movimiento de presión suave. Evite aplicar una presión profunda, especialmente durante sus primeros intentos.

4. Concéntrese en áreas de necesidad: si tiene inquietudes específicas, como dolores de cabeza o problemas digestivos, preste más atención a los puntos reflejos correspondientes en la tabla de pies y concéntrese en esas áreas con un poco más de énfasis.

5. Respire y relájese: Anímese a usted o a su cliente a respirar profunda y lentamente durante toda la sesión. Esto promueve la relajación y mejora la experiencia de reflexología.

El arte de la reflexología: un enfoque suave y personalizado

Menos es más: recuerde, la reflexología no se trata de aplicar una presión profunda. Un toque suave y sostenido es clave.

La sensibilidad importa: preste atención a las respuestas de su cliente (o a las suyas propias). Si un punto en particular se siente demasiado sensible o doloroso, evite aplicar presión y pase a otra área.

Adapte la experiencia: la belleza de la autorreflexología es que puede personalizar la experiencia. Concéntrese en las áreas que se sienten más congestionadas o tensas y ajuste la presión según su nivel de comodidad.

Concluyendo la sesión: un suave regreso

1. Caricias suaves: Concluya la sesión con movimientos suaves de caricias a lo largo de la parte superior e inferior de los pies. Esto ayuda a que el cuerpo salga del estado de profunda relajación.

2. Hidrátate: Anímate a ti o a tu cliente a beber mucha agua después de la sesión. Esto ayuda a eliminar las toxinas que puedan haberse liberado durante la reflexología.

3. Observa y reflexiona: tómate unos momentos para observar cómo te sientes después de la sesión. ¿Experimentó una mayor relajación, un mejor sueño o una reducción del malestar?

La autorreflexología no sustituye la atención médica profesional. Si tiene algún problema de salud subyacente, consulte con un médico antes de intentar la reflexología en casa. Tenga cuidado al aplicar presión en áreas específicas, como la parte superior de los pies durante el embarazo o sobre cualquier lesión o herida. Si experimenta alguna molestia o empeoramiento de los síntomas, suspenda la sesión inmediatamente.

Razones para masajear los pies antes de dormir

1. Mejora la circulación sanguínea

2. Reduce la presión arterial

3 . Fomenta un mejor sueño.

4. Reduce la ansiedad y la depresión

5. Acelerar la recuperación en lesiones de pie, pie plano

6. Reduce el edema o la hinchazón

7. Aumentar el nivel de energía

8. Mejora la función inmune

Capítulo 6

Reflexología del oído y facial

Si bien la reflexología podal sigue siendo la forma más popular, el mundo de la reflexología se extiende más allá de las plantas de los pies. La reflexología facial y del oído ofrece opciones únicas para quienes buscan enfoques alternativos para la relajación y potencialmente influir en el bienestar. Sin embargo, es importante analizar estas prácticas con un profesional de la salud para determinar si son adecuadas para sus necesidades individuales.

Reflexología del oído: un microuniverso en la aurícula

La reflexología del oído, también conocida como auriculoterapia, se centra en estimular puntos específicos del oído externo o aurícula. Sus defensores creen que esta área representa un microcosmos de todo el cuerpo, y que cada punto corresponde a un órgano, glándula o sistema corporal. Al aplicar presión o técnicas de estimulación suave en estos puntos, los practicantes buscan promover el equilibrio y potencialmente influir en las áreas correspondientes del cuerpo.

Reflexología facial: rejuvenecimiento a través de puntos faciales

La reflexología facial adopta un enfoque más específico, centrándose en los puntos de presión de la cara. Esta práctica a menudo se integra con técnicas de masaje facial y se cree que no solo promueve la relajación sino que también mejora potencialmente la circulación y mejora la apariencia del rostro. Algunos médicos sugieren que incluso puede aliviar los dolores de cabeza y promover el bienestar emocional.

Beneficios potenciales e integración

Reducción del estrés y relajación: similar a la reflexología podal, la reflexología facial y de oído puede promover la relajación al inducir una respuesta calmante en el cuerpo.

Manejo del dolor: algunas personas informan haber experimentado alivio de los dolores de cabeza y otros puntos de dolor después de las sesiones de reflexología facial o de oído.

Circulación mejorada: la reflexología facial, en particular, puede promover el flujo sanguíneo a la cara, contribuyendo potencialmente a una tez más radiante.

Consideraciones importantes antes de comenzar

Consulte a un médico: si tiene alguna afección o inquietud de salud subyacente, consulte con un médico antes de intentar la reflexología facial o de oído.

No es un sustituto de la atención médica: la reflexología facial y del oído no debe considerarse un reemplazo del diagnóstico o tratamiento médico profesional.

Comience suavemente: al aplicar presión, comience con un toque ligero y aumente gradualmente la intensidad según lo tolere.

Higiene: Lávese bien las manos antes de tocarse las orejas o la cara.

Reflexología del oído

1. Localice los puntos reflejos: si bien existe un cuadro completo de reflexología del oído, identificar todos los puntos puede resultar un desafío para los principiantes. Concéntrese en áreas más grandes y fácilmente identificables, como la cresta central (columna vertebral), la oreja superior (cabeza) y el lóbulo (parte inferior del cuerpo).

2. Aplique una presión suave: con el pulgar y el índice, pellizque o sostenga suavemente el punto reflejo identificado durante 3 a 5 segundos. Es posible que sienta una ligera sensibilidad o dolor.

3. Estimulación bilateral: para la mayoría de los puntos, se recomienda estimular ambos oídos para obtener efectos equilibrados.

4. Respira y Relájate: Concéntrate en tu respiración durante toda la sesión, inhalando profundamente y exhalando lentamente.

Reflexología facial: rejuvenecimiento a través de puntos faciales

1. Limpia tu rostro: Lávate el rostro con un limpiador suave para eliminar la suciedad o el maquillaje.

2. Aplique humectante: Usar un humectante ligero puede crear un deslizamiento más suave para las técnicas de masaje.

3. Estimulación de las cejas: presione suavemente y mantenga presionado el espacio entre las cejas durante 3 a 5 segundos. Repita en el otro lado.

4. Liberación de las sienes: aplique movimientos circulares con las yemas de los dedos en las sienes durante 10 a 15 segundos en cada lado.

5. Alivio de los senos nasales: utilizando movimientos ligeros, estimule el puente de la nariz y las áreas óseas encima de las cejas durante 10 a 15 segundos cada uno.

6. Liberación de la línea de la mandíbula: masajee suavemente la línea de la mandíbula desde la barbilla hacia los lóbulos de las orejas con las yemas de los dedos. Repita en el otro lado.

Recuerde mantener un toque suave y concentrarse en crear una experiencia relajante. Si siente alguna molestia, detenga la estimulación inmediatamente. Si bien esta guía ofrece una introducción básica, es importante comprender que los reflexólogos calificados han recibido una amplia capacitación para localizar con precisión los puntos reflejos y aplicar la presión adecuada. Una sesión profesional puede adaptarse a sus necesidades individuales y puede incorporar técnicas adicionales para obtener mejores beneficios.

Capítulo 7

Una guía para la práctica eficaz

La preparación es clave: preparar el escenario para la relajación

Antes de embarcarme en el viaje de la reflexología, procuro un ambiente cómodo y tranquilo. Esto incluye la posición adecuada del cliente, con apoyo para la cabeza, el cuello y las piernas. Crear una atmósfera relajante con iluminación suave y música relajante mejora aún más la respuesta de relajación.

Técnicas de calentamiento: preparación de los pies para la estimulación

Las sesiones de reflexología suelen comenzar con técnicas de calentamiento. Las rotaciones suaves, los círculos en los tobillos y las ligeras caricias a lo largo de la parte superior e inferior de los pies ayudan a prepararlos para una presión más profunda y mejorar la circulación.

Paseos con el pulgar y los dedos: una base para la exploración

Los paseos con el pulgar y los dedos son técnicas fundamentales que forman la base para la estimulación de los puntos reflejos. Estos implican caminar lentamente con los pulgares o los dedos a lo largo del mapa de reflexología de los pies, aplicando una presión suave a moderada. Esta exploración inicial me permite evaluar cualquier área de sensibilidad, lo que puede proporcionar información valiosa sobre posibles desequilibrios dentro del cuerpo.

Técnicas de compresión: revelando puntos reflejos

Una vez identificadas las áreas de enfoque, utilizo varias técnicas de compresión para estimular puntos reflejos específicos. Estas técnicas pueden incluir:

Mantenciones estáticas: se aplica una presión firme a un punto reflejo específico durante un período sostenido, generalmente de 5 a 10 segundos. Esto permite una estimulación más profunda y una posible liberación de tensión dentro del área correspondiente del cuerpo.

Compresiones circulares: se aplican movimientos circulares suaves en un punto reflejo, lo que promueve una mayor circulación y potencialmente ayuda en la eliminación de productos de desecho.

Caminatas por puntos reflejos: caminar con el pulgar o el dedo siguiendo un patrón específico sobre un punto reflejo puede ser una técnica estimulante, particularmente beneficiosa para áreas que requieren atención adicional.

Enganche y caricia: técnicas específicas que implican un movimiento de gancho con el pulgar seguido de un movimiento de caricia con los dedos pueden ser particularmente estimulantes para ciertos puntos reflejos.

Fricción entre fibras: esta técnica implica movimientos rápidos de ida y vuelta a través de un punto reflejo, lo que potencialmente ayuda a eliminar la congestión en el área correspondiente.

Más allá de los puntos de presión

La reflexología abarca más que simplemente aplicar presión en puntos específicos de los pies, las manos o las orejas. Una sesión de reflexología completa a menudo incorpora una variedad de técnicas para crear una experiencia verdaderamente transformadora para el cliente.

Mejorando la experiencia: técnicas más allá de la presión

Reflexología con aceites esenciales: integrar la aromaterapia con la reflexología puede mejorar la experiencia. Aplicar aceites esenciales diluidos en puntos reflejos específicos o difundir aceites esenciales en la sala de tratamiento puede crear una atmósfera calmante y potencialmente mejorar los beneficios terapéuticos. Ciertos aceites esenciales, como el de lavanda o manzanilla, pueden promover la relajación, mientras que otros, como el de menta o el de romero, pueden ofrecer un efecto más vigorizante.

Piedras y compresas calientes: el uso de piedras o compresas calientes durante una sesión de reflexología puede proporcionar una experiencia profundamente relajante. El calor ayuda a relajar los músculos, mejorar la circulación y potencialmente mejorar la eficacia de la estimulación del punto de presión.

Reflexología podal con bolas puntiagudas: si bien la presión es un pilar de la reflexología, la incorporación de bolas puntiagudas puede agregar una dimensión estimulante. Los clientes pueden hacer rodar sus pies sobre una bola puntiaguda antes o durante la sesión, lo que promueve una mayor circulación y potencialmente ayuda a liberar la tensión dentro de la fascia plantar (el tejido en la planta del pie).

Reflexología con acupresión: la reflexología comparte algunos principios con la acupresión, una práctica de la medicina tradicional china que se centra en estimular puntos específicos a lo largo de los meridianos del cuerpo. Un reflexólogo puede incorporar puntos de acupresión en las manos o los pies en la sesión para abordar inquietudes específicas, como dolores de cabeza o náuseas.

Técnicas de relajación y concentración:

Técnicas de visualización: guiar a los clientes a través de ejercicios de visualización durante una sesión de reflexología puede profundizar la respuesta de relajación. Animarlos a imaginar escenas tranquilas o a concentrarse en su respiración puede mejorar aún más los efectos calmantes de la reflexología.

Reflexología con Reiki: El Reiki, una técnica de sanación energética japonesa, se puede integrar en una sesión de reflexología. El practicante coloca suavemente sus manos sobre o encima del cuerpo del cliente, canalizando energía universal que se cree promueve la curación y la relajación.

Capítulo 8

Reflexología del bebé

La danza delicada: reflexología para bebés

La reflexología para bebés se diferencia significativamente de la reflexología para adultos. La atención se centra no en aplicar una presión profunda en puntos específicos, sino en una estimulación suave y crear una experiencia calmante para el bebé. Esto se puede lograr mediante:

Técnicas de masaje infantil: la incorporación de técnicas básicas de masaje infantil, como acariciar, mover y presionar suavemente las manos y los pies, puede resultar reconfortante para los bebés. Los padres pueden aprender fácilmente estas técnicas e integrarlas en las rutinas diarias.

Exploración de puntos reflejos: al sostener suavemente y aplicar una presión muy ligera en áreas específicas de los pies del bebé que corresponden a puntos reflejos, los padres pueden estimular potencialmente la relajación y promover una sensación de bienestar. Es importante recalcar que la presión debe ser extremadamente ligera, apenas más que un toque.

Beneficios potenciales: un enfoque relajante

Mejora de la relajación y el sueño: el tacto calmante y la suave estimulación de la reflexología pueden ayudar a calmar a los bebés inquietos y promover un mejor sueño.

Alivio de los gases y las molestias: algunos padres descubren que aplicar una ligera presión en los puntos reflejos de los pies que se cree que corresponden al sistema digestivo puede aliviar los gases y las molestias.

Vínculo mejorado entre padres y bebés: el acto de masajear y cuidar los pies del bebé puede crear una experiencia de vínculo especial para los padres.

Consideraciones importantes: la seguridad es lo primero

Antes de intentar cualquier forma de reflexología con tu bebé, es fundamental recordar estos puntos clave:

Consulte siempre a su pediatra: hable sobre reflexología infantil con su pediatra para asegurarse de que sea segura y apropiada para su hijo, especialmente si tiene alguna afección de salud subyacente.

Menos es más: la presión debe ser increíblemente suave, centrándose en crear una experiencia calmante en lugar de estimular puntos específicos.

Observe las señales de su bebé: preste mucha atención a las reacciones de su bebé. Si parece incómodo o inquieto, detenga la sesión inmediatamente.

No reemplaza la atención médica: la reflexología infantil no debe considerarse un sustituto del diagnóstico o tratamiento médico profesional.

Un toque suave, una presencia calmante

La reflexología infantil, cuando se aborda con cuidado y delicadeza, puede ser una práctica tranquilizadora y potencialmente beneficiosa tanto para los bebés como para los padres. Es una forma de conectarse con su pequeño, promover la relajación y potencialmente aliviar molestias menores. Recuerde, siempre es mejor consultar con su pediatra antes de comenzar cualquier práctica nueva con su bebé.

1. Encuentre un espacio cómodo y tranquilo: elija un área cálida y bien iluminada con mínimas distracciones.

2. Coloque una manta suave o una toalla sobre la superficie.

3. Desnude a su bebé hasta quedar solo con el pañal o un mameluco liviano.

4. La música suave o los sonidos relajantes pueden mejorar aún más la atmósfera relajante.

Técnicas suaves para tu pequeño:

Comience con masajes básicos: acaricie suavemente los brazos y las piernas de su bebé, con un toque ligero y un ritmo calmante. Esto ayuda a relajarlos y prepararlos para la exploración de los puntos reflejos.

Concéntrese en las manos y los pies: aquí es donde entra en juego la estimulación suave de los puntos reflejos:

Manos: Con el pulgar y el índice, sostenga suavemente cada dedo de la mano de su bebé durante unos segundos. Aplicar un movimiento circular muy ligero en la base de cada dedo y en la palma.

Pies: sostenga suavemente el pie de su bebé en su mano. Con el pulgar, aplique una presión muy ligera en pequeños círculos en la planta del pie, concentrándose en las áreas correspondientes a los puntos reflejos (consulte una tabla de reflexología para bebés como guía, pero recuerde, la clave es una presión muy ligera).

Concéntrese en la relajación, no en puntos específicos: no se preocupe por aplicar presión precisa en puntos reflejos específicos. El objetivo general es crear una experiencia relajante para su bebé.

Las sesiones más cortas son mejores: para los recién nacidos, unos pocos minutos pueden ser suficientes. A medida que su bebé crezca, puede ampliar gradualmente la duración de la sesión.

Cante o háblele suavemente a su bebé: mantenga una presencia gentil y tranquilizadora durante toda la sesión.

Preste mucha atención a las reacciones de su bebé: si le parecen incómodas, detenga la sesión inmediatamente.

El llanto es una señal de que debe detenerse: si su bebé comienza a llorar, no fuerce la sesión. Puede que simplemente no estén de humor para la reflexología en ese momento.

Conviértalo en una experiencia de unión: disfrute del valioso tiempo que dedica a conectarse con su pequeño a través del tacto suave y la relajación.

Capítulo 9

¿Quién debería evitar la reflexología?

La seguridad es lo primero: condiciones en las que no se recomienda la reflexología

Hay varias situaciones en las que no se recomienda la reflexología. Aquí hay algunas contraindicaciones clave a considerar:

Lesiones agudas: se debe evitar la reflexología en áreas con fracturas, esguinces o lesiones recientes. Aplicar presión en estas áreas podría empeorar la lesión o causar más dolor.

Infecciones: Si un cliente/persona tiene una infección activa, como celulitis o heridas abiertas en los pies, la reflexología está contraindicada. La estimulación podría potencialmente propagar la infección.

Coágulos de sangre (trombosis o embolia): la reflexología puede mejorar la circulación, lo que podría ser riesgoso para los clientes/personas con coágulos de sangre. La presión podría desalojar un coágulo y provocar complicaciones graves.

Venas varicosas graves: si bien algunos reflexólogos pueden trabajar con clientes que tienen venas varicosas leves, la reflexología generalmente está contraindicada para aquellos con venas varicosas graves o flebitis (inflamación de las venas). La presión podría empeorar la condición.

Embarazos de alto riesgo: el primer trimestre del embarazo se considera un período de alto riesgo. Si bien la reflexología generalmente es segura durante las últimas etapas del embarazo (con la aprobación de un médico), es mejor evitarla en el primer trimestre debido al riesgo potencial de estimular las contracciones uterinas.

Diabetes no controlada: la reflexología puede afectar los niveles de azúcar en sangre, por lo que no se recomienda para clientes con diabetes no controlada.

Ciertos medicamentos: algunos medicamentos pueden interactuar con la reflexología. Es importante que los clientes informen a su reflexólogo sobre cualquier medicamento que estén tomando antes de una sesión.

En caso de duda, consulte a un médico

Frecuencia y posibles efectos secundarios

Sesiones iniciales: para quienes son nuevos en la reflexología, normalmente recomiendo una serie de sesiones semanales o quincenales. Esto nos permite establecer una línea de base, abordar cualquier inquietud inicial y aprovechar gradualmente los beneficios.

Mantenimiento continuo: una vez que haya experimentado los beneficios iniciales, puede realizar la transición a un programa de mantenimiento. Las sesiones mensuales o bimensuales pueden ayudar a mantener los efectos positivos y promover el bienestar general.

Abordar inquietudes específicas: si busca reflexología para abordar una inquietud específica, como dolor crónico o problemas para dormir, podemos discutir una frecuencia más personalizada. Inicialmente se pueden recomendar sesiones más frecuentes, seguidas de un programa de mantenimiento.

Recuerde: es importante escuchar a su cuerpo. Si se siente particularmente estresado o agotado, puede resultar beneficioso programar una sesión adicional de reflexología.

Posibles efectos secundarios: una respuesta temporal

La reflexología generalmente se considera una práctica segura y bien tolerada. Sin embargo, algunas personas/clientes pueden experimentar efectos secundarios temporales después de una sesión. Suelen ser leves y de corta duración y, a menudo, indican la respuesta del cuerpo a la desintoxicación o la estimulación. Aquí hay un desglose de algunos posibles efectos secundarios:

Molestia leve: Durante la sesión, algunos clientes pueden experimentar sensibilidad temporal o una ligera molestia, especialmente en áreas con tensión o congestión. Esto suele desaparecer poco después de la sesión.

Reacciones de desintoxicación: la reflexología puede estimular los procesos naturales de desintoxicación del cuerpo. Esto puede manifestarse como dolores de cabeza temporales, fatiga o aumento de la micción. Estos efectos suelen ser leves y de corta duración, y duran uno o dos días. Beber mucha agua después de una sesión de reflexología puede ayudar a facilitar el proceso de desintoxicación.

Liberación emocional: a veces, la reflexología puede desencadenar respuestas emocionales. Esta puede ser una experiencia positiva, que permite la liberación de emociones reprimidas. Si experimenta alguna respuesta emocional que le resulte abrumadora, no dude en comentarla con su reflexólogo.

Cuándo buscar atención médica

Dolor intensificado: si experimenta algún empeoramiento del dolor o malestar después de una sesión, consulte con un médico.

Fiebre o escalofríos: si presenta fiebre o escalofríos después de una sesión de reflexología, es importante consultar a un médico para descartar cualquier infección subyacente.

Embarazada y experimenta calambres: si está embarazada y experimenta algún calambre o sangrado después de una sesión de reflexología, busque atención médica inmediata.

Conclusión

La reflexología ofrece una variedad de técnicas y beneficios potenciales para los clientes. Desde promover la relajación y reducir el estrés hasta mejorar potencialmente la calidad del sueño y ayudar en el manejo del dolor, la reflexología, cuando se practica de manera segura y profesional, puede ser un valioso complemento a la atención médica tradicional.

Sin embargo, es fundamental recordar que la reflexología no es una panacea. No debe utilizarse como sustituto del diagnóstico o tratamiento médico profesional. Si tiene algún problema de salud, consulte siempre con un profesional de la salud calificado antes de buscar tratamiento de reflexología.